LA
TYPHOÏDE SUDORALE
A FORME BÉNIGNE

PAR

A. LAYRÉ-DUFAU
DOCTEUR EN MÉDECINE

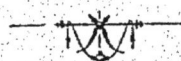

MONTPELLIER
IMPRIMERIE Gustave FIRMIN et MONTANE
RUE FERDINAND FABRE ET QUAI DU VERDANSON

1899

LA
TYPHOÏDE SUDORALE
A
FORME BÉNIGNE

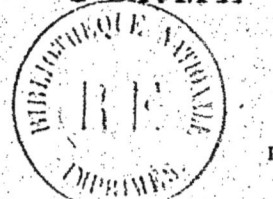

PAR

A. LAYRÉ-DUFAU
DOCTEUR EN MÉDECINE

MONTPELLIER
IMPRIMERIE Gustave FIRMIN et MONTANE
RUE FERDINAND FABRE ET QUAI DU VERDANSON

1899

A MES PARENTS

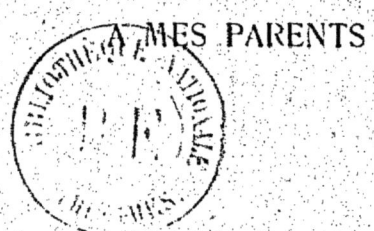

A Mme Vve LÉON VIDAL

A. LAYRE-DUFAU.

A MON PRÉSIDENT DE THÈSE

M. LE DOCTEUR CARRIEU
PROFESSEUR DE CLINIQUE MÉDICALE

A MES MAITRES.

A MES AMIS

A. LAYRÉ-DUFAU.

INTRODUCTION

Ce qui tout d'abord frappe et étonne l'observateur ou le chercheur, c'est l'infinie variété de formes que revêt la maladie.

Devant cet inextricable labyrinthe des signes et des symptômes, l'esprit le plus sagace voit souvent s'effondrer devant lui ses plus précieuses qualités d'investigation ; c'est en vain que joueront tous les ressorts de son intelligence, le fil d'Ariane si ardemment poursuivi échappe, et les matériaux de recherches sur lesquels il avait fondé son espoir semblent s'évanouir.

Rien de plus varié et de plus variable, en effet, que la maladie ; dans ses formes, dans ses aspects, dans son évolution ; Protée éternel que l'homme poursuivra sans trêve, jusqu'au jour où de puissantes données scientifiques lui permettront de la limiter dans un cadre à jamais immuable.

L'observation quotidienne des faits cliniques forme une immense partie, pour ne pas dire la plus grande, de la nosologie ; mais combien plus sûre et plus ferme est la constatation des preuves que nous donnent les apports scientifiques.

Pour en revenir à une vérité banale (*Nihil sub sole novum*) il est sûr que nos aïeux ont observé avec beaucoup plus d'attention que nous (leurs observations personnelles réalisant la majeure partie de leur savoir), mais leurs observations ne sont qu'une pure constatation, alors qu'avec les merveilleux progrès de nos laboratoires, nos constatations se doublent de preuves matériellement irréfutables.

Et pourtant, la maladie, quelque irrégulière qu'elle nous paraisse, dans les diverses phases qu'elle parcourt, garde toujours en elle le stigmate d'une forme type et unique. Au travers des impedimenta qui masqueront son identité, le clinicien, s'appuyant sur les sûres données de l'expérimentation et sur ses observations personnelles, débrouillera aisément les caractères qui lui sont propres.

Les milieux, les terrains, les ambiances, sont autant de causes favorables à l'éclosion de formes aussi étonnantes que multiples, formes qu'il n'est pas toujours facile de ramener à une forme type, mais qui ne sont, en somme, que des chaînons d'aspect différent de la grande chaîne morbide.

Malgré notre peu d'expérience, nous avons été surpris de ces semblants de divergences et notre attention a été tout particulièrement attirée vers certaines formes d'une maladie banale dans nos climats du Midi.

C'est la typhoïde bénigne à forme sudorale dont je veux parler.

Les nombreuses variétés que nous avons eu l'heureuse chance de constater dans le service de notre Maître, M. le professeur Carrieu, qui a bien voulu nous faire l'honneur de présider cette soutenance, sont un nouvel appoint de probabilité que nous apportons dans ce domaine si ardu de l'observation clinique.

Grâce à la bienveillante amitié de notre confrère le docteur H. Pelon, chef de Clinique à la Faculté, nous avons pu rassembler sept observations, qui, avec des différences symptomatiques relativement nombreuses, portent du fait de la fièvre, du séro-diagnostic positif, des sueurs et des taches rosées, le cachet diagnostique d'infection typhique.

Se fier à des caractères constants, ne pas se laisser égarer par l'incohérente bizarrerie des prodromes et des symptômes, tel doit être, ce nous semble, le but et le desideratum du praticien.

LA
TYPHOÏDE SUDORALE
A
FORME BÉNIGNE

HISTORIQUE

C'est en 1885 que, pour la première fois en France, le professeur Jaccoud décrivit une forme particulière de typhoïde, qu'il appela typhoïde sudorale grave, du fait de son caractère dominant. Cette distinction, en effet, s'imposait, car cette même maladie confondue dans le tableau symptomatique avec certains processus infectieux, était, en général, décoré du nom de la maladie que la concordance des symptômes semblait identifier avec elle.

La description nette et précise qu'en donna le professeur Jaccoud, la renferma dans des limites d'où elle paraissait ne jamais devoir sortir.

De plus, Borelli, Tomaselli, en Italie, Juhel-Renoy, en France, corroborèrent cette étude, les deux premiers par des observations personnelles, le troisième en publiant un mémoire sur un cas de typhoïde mortelle à forme sudorale, paru dans les *Arch. Génér. de Méd.* de Paris, en 1886.

Après eux, Baradat de Lacaze eut son attention attirée par le symptôme « Sueur » dont il étudia la valeur pronostique, particulièrement dans la typhoïde.

Nous arrivons en 1889, avec la thèse de Decouteix, sur un cas de typhoïde sudorale.

Dans la *Normandie médicale* du 15 juillet 1890, Boucher nous parle d'une forme incomplète de typhoïde sudorale.

En 1891, dans le *Bulletin de la Société de Médecine de Rouen*, on trouve deux cas de typhoïde sudorale décrits encore par ce dernier.

De 1891 à 1899, rien de saillant n'a été écrit.

Nous arrivons en 1899 avec la thèse de E. Cousin, où l'auteur nous décrit la forme sudorale type.

Cette forme type se différencie de celle de Jaccoud et des autres observateurs, en ce que le pronostic est grave dans la première, alors qu'il est généralement bénin dans la seconde.

Nous nous trouvons donc, maintenant, en présence de deux formes de typhoïde sudorale à caractères bien distincts :

1° Typhoïde sudorale grave (Jaccoud, Decouteix, Juhel-Renoy, Borelli, Tomaselli);

2° Typhoïde sudorale (Cousin).

Nous en avons observé une troisième bénigne. C'est ce qui nous engage à la décrire d'après nos observations et à en faire le sujet de ce travail.

Nous ne nous occuperons que de cette dernière, nous réservant cependant d'établir les rapports de parallélisme qui existent entre la troisième et la deuxième, la première formant, pour ainsi dire, un type à part, grâce à sa violente symptomatologie.

Observation Première

(Salle Combal, n° 19).

D..., Charles, terrassier, 28 ans, entré le 28 octobre 1898.

Pas d'antécédents pathologiques.

La maladie a débuté assez brusquement, il y a 8 jours. Il a été pris, le 20 octobre d'une céphalée violente, avec courbature générale. Les jours suivants, il a eu quelques petits frissons, et des nausées sans vomissements. La céphalée a persisté, avec bourdonnements d'oreilles et insomnie avec rêvasseries. Il n'y a pas eu d'épistaxis, ni de diarrhée, mais au contraire de la constipation.

A son entrée, nous voyons un homme très abattu et « *transpirant abondamment* ». Il n'a pas dormi et a eu une rêvasserie tranquille. La langue est sale, assez humide, rouge à la pointe et sur les bords. Le ventre est tendu, assez douloureux, surtout dans la fosse iliaque droite ; pas de gargouillement, une ou deux taches rosées très nettes sur l'abdomen.

Le malade tousse un peu. Nous trouvons une légère submatité au sommet gauche, en avant et des ronflants et sibilants disséminés avec quelques sous-crépitants aux bases.

Le cœur est bon, les bruits sont bien claqués.

Le pouls est bon aussi, à 90. Les températures sont, le soir de 39°7, le matin de 38°1.

On porte le diagnostic de fièvre typhoïde, et on donne cinq bains.

30. — L'état est le même que la veille. La constipation persiste. Le malade a continué à *beaucoup suer*. La température est de 39°5 et de 38°3 pour le matin.

31. — Séro-diagnostic positif. La température baisse graduellement, elle est à 38°.

Le pouls est bon, bien frappé à 82.

La *transpiration abondante* persiste. La langue est humide; il n'y a pas de fuliginosités. Les taches rosées sont peu abondantes. La constipation persiste. Le premier bruit du cœur est un peu prolongé.

On donne :

   Teinture de Kola . . . 5 gr.
   Julep . . . . 90 gr.
   Sirop de quinquina . 30 gr.

2 novembre. — La température baisse de plus en plus; elle est au-dessous de 38. Le malade se trouve mieux; mais il est toujours constipé. *Il est encore en moiteur.* 4 bains seulement.

5. — La température est à 37°. La langue est humide. Aucune douleur abdominale. Les nuits sont excellentes. 2 bains.

8. — Petite élévation thermique, due probablement à une nourriture un peu précoce. 38°-37°5. La langue est un peu sèche. Le sujet est toujours constipé.

Lavement boriqué — Les bains sont supprimés depuis le 6.

11 novembre. — La fièvre qui était retombée remonte à 39°2, le 10 au soir. Le 11 au matin, 38°,6. La langue est sèche. Le ventre est tendu; une ou deux nouvelles taches rosées. Constipation persistante. Le pouls est un peu dépressible. *La peau est moite.*

On donne :

Extrait de quinquina ⎫
Extrait de kola   ⎬ ââ 2 gr.
Julep . . . . 90 gr.

13 novembre. — La fièvre persistant, on donne 1 gr. de sulfate de quinine. *Sueurs.* Quelques sudamina.

15 novembre. — La température tombe. Le malade se trouve beaucoup mieux. La langue est plus humide. Mais la constipation est tenace. On est obligé de donner un lavement chaque jour. La sueur a disparu.

18 novembre. — Le malade est apyrétique. On commence l'alimentation.

Il sort le 26 novembre complètement guéri.

Observation II

(Salle Combat N° 15)

V. Alex..., domestique, 30 ans, entré le 6 novembre 1898.

Antécédents. — Rien dans les antécédents pathologiques héréditaires et personnels. Le malade vient d'un pays à malaria (environs de Mèze), mais il n'a jamais eu les fièvres.

Actuellement, il est fatigué depuis un mois, mais plus souffrant depuis huit jours. A ce moment, il a ressenti une violente céphalée, accompagnée de bourdonnements d'oreilles et de vertiges. Il éprouvait une lassitude générale de plus en plus marquée. L'appétit a complètement disparu. Il n'y a pas eu de vomissements, ni de douleur abdominale, ni de diarrhée. Le malade n'a pas saigné du nez.

A son entrée, on note un grand abattement. Le sujet répond lentement aux questions. Il accuse toujours de la céphalalgie, des bourdonnements.

La langue est sèche, un peu rouge à la pointe et sur les bords. Le ventre est tendu; pas de taches rosées. Il y a une douleur légère à la pression dans la fosse iliaque droite. Un peu de diarrhée, depuis la veille.

Le malade tousse un peu et expectore quelques crachats fibrineux peu abondants.

A l'auscultation, quelques sibilants disséminés.

La température de la veille au soir, est de 40°. Celle du matin : 38°,2. Le pouls est bon, bien frappé, régulier, à 70.

Diagnostic : dothiénentérie.

On donne 4 bains et 1 gr. 20 de sulfate de quinine, contre l'élément malarique qui est « peut-être » en cause, vu la différence de température du soir au matin.

9 novembre. — Le séro-diagnostic est très nettement positif et les taches rosées ont fait leur apparition la veille. Aujourd'hui, elles sont en grand nombre sur le thorax et l'abdomen.

La langue est moins sèche. La diarrhée est peu abondante.

Le malade « *sue abondamment* » depuis la veille au soir.

Au moment de la visite, il est en transpiration. Il n'a eu et n'a aucun frisson, ni aucune impression de froid.

La température oscille autour de 38°. Le pouls est toujours bon à 72.

4 bains. Plus de quinine.

11 novembre. — Petite élévation thermique, la veille au soir, tenant peut-être à la constipation. Langue hu-

mide. Ventre un peu ballonné. Nombreuses taches. *Sueurs abondantes.* Lavement boriqué.

12 novembre. — Le malade continue à transpirer. Aujourd'hui la langue est de nouveau sèche. La constipation persiste. Le malade ne va à la selle que par lavements.

La température oscille entre 38°7 et 37°9. Le pouls est à 60, bien frappé. Lavement boriqué.

14 novembre. — La langue est de nouveau plus humide. Le malade se sent mieux. *Il est en moiteur.* La température est aux environs de 38°. La constipation persiste toujours.

16 novembre. — Le malade ne va pas du corps, malgré le lavement; un verre d'eau de Sedlitz (illico).

20 novembre. — L'état général est meilleur. Le malade répond très bien. La langue est bonne. Persistance de la constipation. La fièvre oscille entre 38°7 et 37°8. La sueur a disparu. Continuation des quatre bains et lavement.

24 novembre. — La chute thermique est complète, 36°4 dans la matinée. Le pouls est à 70. Le malade se sent très-bien. Le ventre est moins tendu, quoiqu'il y ait toujours de la constipation. On permet un potage.

27 novembre. — Le malade va bien. On l'alimente.

Il sort le 8 décembre, complètement guéri.

Observation III.

(Salle Martin-Tisson, n° 35).

D...., sapeur-mineur au 2me génie, entre à l'hôpital de Montpellier, dans la nuit du 29 au 30 novembre 1898.

La maladie a « débuté brusquement » dans la matinée du 29.

Le malade s'était rendu à l'exercice comme d'habitude, sans se sentir fatigué ; mais au bout d'une heure d'exercice militaire, il eut une impression de froid qui s'accentua rapidement, et fut pris d'un violent mal de tête. Il rentra au quartier et se coucha. Il avait très-froid ; la céphalée était devenue plus forte, et il se sentait absolument brisé.

Dans le courant de la journée, il eut à diverses reprises des nausées suivies de vomissements alimentaires.

Vers la fin de l'après-midi il eut trois selles diarrhéiques. Le malade, qui toussait légèrement depuis huit jours, toussa davantage ce jour-là.

Le médecin-major, appelé dans l'après-midi, trouvant le malade très-abattu, et constatant des températures élevées (40°3 le matin, 40°6 le soir) l'envoya d'urgence à l'hôpital, avec le diagnostic de grippe.

Nous le voyons pour la première fois, à la visite du 30. Le malade est abattu ; les yeux s'ouvrent péniblement. Le visage est rouge. La céphalée, qui est toujours très-forte, a empêché le patient de reposer la nuit.

Le brisement général et la douleur lombaire existent. Pas de bourdonnements d'oreilles. Le malade a continué à vomir toute la nuit.

Il a rejeté sa tisane, ainsi qu'un peu de bile. Il a eu trois selles diarrhéiques peu abondantes. Il n'a pas souffert du ventre. La toux a été plus fréquente, mais sans grande expectoration. Il n'y a pas eu d'épistaxis. Le malade est « tout suant » quand on l'examine. La langue est très large, étalée, assez humide et un peu sale au milieu. Le ventre est plat, non douloureux à la palpation en aucun point.

Dans la fosse iliaque droite, la pression produit un bruit de gargouillement très net, mais pas de douleur.

Le creux épigastrique est sonore à la percussion.

A l'examen du thorax, en avant, on trouve une légère submatité sous la clavicule gauche, et à l'auscultation, une respiration bronchitique avec ronflants et sibilants, surtout abondants là où il y a de la submatité.

En arrière, la submatité s'observe du côté droit, au sommet et à la base, avec une zone intermédiaire. Il y a moins de râles qu'en avant. A la base droite, quelques frottements et quelques sous-crépitants.

Cœur : léger souffle au premier temps, vers la pointe, ne se propageant pas vers l'aisselle.

La température est à 40°2.

Le pouls est à 120, très dicrote.

On discute les diagnostics de grippe et de fièvre typhoïde et on penche pour le premier.

On prescrit des boissons glacées et un lavement avec :

> Antipyrine . . . . 2 gr.
> Laudanum de Sydenham . . X gouttes.
> Eau . . . . 200 cc.

1ᵉʳ décembre. — La température, qui le soir était de 40°6, est tombée ce matin à 39°6. Le pouls est toujours à 120, très peu résistant ; la tension n'est que de 13.

Le malade est un peu moins abattu. Il n'a plus vomi ; mais la diarrhée a été assez forte, surtout la nuit. Il a « beaucoup sué » et toussé. Les urines sont rares (600 cc.) et foncées. Les signes physiques ne se sont pas modifiés.

On donne l'antipyrine par la bouche.

> Antipyrine
> Bicarbonate de soude } āā 2 gr. en 6 cachets.

Urines : Quantité . . . . 500 gr.
          Densité . . . . 1032 —
          Urée . . . . . 26 —
Légères traces d'albumine.

2 décembre. — La température est remontée hier soir à 40°5. Ce matin elle est à 39°5.

Le pouls à 96, toujours mou et dicrote.

Le malade a saigné du nez dans la nuit, assez abondamment. Il est moins abattu, répond très bien aux questions. Il tousse beaucoup. Gargouillement iliaque mais pas de douleur. Moins de diarrhée. Les sueurs persistent. Dans la poitrine, ronflants et sibilants disséminés ; sous-crépitants à la base droite.

Continuer l'antipyrine. Faire le séro-diagnostic.

3 décembre. — « Séro-diagnostic très nettement positif ».

La température baisse (39°1, 39°). Pouls, 110, très dicrote. Tension, 12 ; très peu de diarrhée, langue sale et humide.

Le malade tousse et crache beaucoup ; crachats muco-purulents. Les urines sont plus abondantes (1700 cc.).

Les sueurs persistent avec intensité. Donner 4 bains.

5 décembre. — La température baisse, 38°5 le soir. La toux diminue. La sueur persiste.

7 décembre. — La température est au-dessous de 37°.

Le pouls (78) est très mou et dépressible. La tension est seulement de 11.

Les taches rosées sont très nombreuses et caractéristiques, surtout abondantes du côté droit du ventre. Les zones thoraciques de submatité notées les jours précédents ont disparu. Il n'y a plus de sous-crépitants aux bases ; on entend seulement encore quelques ronflants et sibilants. La sueur diminue. Le premier bruit cardiaque est soufflé et très sourd.

Donner trois bains seulement et une potion avec :

> Sulfate de spartéine . . . 0.10 cgr.
> Teinture de kola . . . . . 5 gr.
> Extrait de quinquina . . . 3 »
> Julep . . . . 20 »

Urines :

> Quantité 2250
> Densité 1008
> Réaction acide
> Urée 23 40
> Pas d'albumine.

13 décembre. — Le malade est complètement apyrétique, matin et soir. Le pouls (70) est plus fort. La tension est de 13. La toux a beaucoup diminué. Les urines sont abondantes. Disparition des sueurs.

Un nouveau séro-diagnostic fait le 9 décembre, a été encore franchement positif.

On supprime les bains et on commence l'alimentation (1 potage).

20 décembre. — Le malade sort complètement guéri.

OBSERVATION IV.

Salle Combal (n° 17)

G... Adrien, 26 ans, gardien à l'asile des aliénés ; entré le 13 juin 1899.

Antécédents : Variole à l'âge de quinze ans. Nombreuses marques sur le visage.

La maladie a débuté, il y a 8 jours, c'est-à-dire le lundi 5 juin, par une céphalée très forte, de l'inappétence, des vomissements et une courbature générale.

Le sommeil est bon, quelques bourdonnements d'oreille mais pas d'épistaxis. La langue est large, saburrale, un peu humide, rouge à la pointe et sur les bords, tremblotante. Le ventre est tendu, ballonné ; à la pression, le malade accuse une douleur, et l'on perçoit très nettement le gargouillement de la fosse iliaque droite. Les taches rosées sont grosses et nombreuses.

Selles peu nombreuses : deux seulement. *Transpiration assez abondante.* Presque pas de phénomènes thoraciques ; cependant l'on trouve une légère submatité à gauche, en arrière et aux bases, avec de nombreux sibilants. Le cœur a de fréquents faux pas, avec de la tachycardie.

Pouls à 100, dicrote et irrégulier. La température est à 40°. Le diagnostic de dothiénentérie au deuxième septénaire, est porté.

On ordonne 5 bains et la potion ci-dessous :

Sulfate de spartéine.	0 10	cgr.
Sirop d'écorce	30	gr.
Sirop de quinquina.	30	»
Eau.	60	»

Avec 4 cachets, contenant chacun :

Bromhydrate de quinine.	0 15	cgr.
Benzonaphtol	0 20	»

14 juin. — La température oscille entre 39° et 40°. Pouls est à 100. Dans la nuit, on a constaté du délire. La langue est très saburrale. Une nouvelle éruption de taches

rosées plus nombreuses apparait. Le ventre est toujours très tendu. Les selles au nombre de trois.

Les urines sont rares : Quantité, 700 gr. Densité 1022. Urée, 28 gr. Chlorures, 1,50. Légères traces d'albumine.

Les faux pas du cœur, constatés la veille, ont disparu ; mais le premier bruit est sourd, avec tendance à l'embryocardie. Du côté du thorax, les râles sont en moindre quantité.

On continue les cinq bains.

15 juin. — Température baisse. Pouls à 96, très dicrote. Le malade se plaint de son insomnie. Les selles sont nombreuses et en diarrhée profuse. Les taches rosées toujours grosses et en grande quantité. La langue est plus humide.

De plus, les urines sont abondantes et le patient a *beaucoup sué*. Toux légère. Un peu de submatité à la base gauche, avec quelques piaulements à la fin de l'inspiration.

Pour combattre la diarrhée, on donne :

   Extrait de Ratanhia. . . . . 3 gr.
   Sirop de Diacode. . . . . . 30 gr.
   Sirop de Quinquina . . . . 30 gr.
   Eau de mélisse . . . . 60 gr.

17 juin. — Diarrhée toujours très abondante, accompagnée de vomissements. La température se maintient à 39°5. Le malade est dans un état d'abattement très marqué. *Les sueurs persistent.*

19 juin. — La température est un peu plus élevée. On constate la diminution des selles diarrhéiques et la persistance des sueurs. Les nuits sont bonnes.

Le ratanhia est supprimé.

21 juin. — Chute brusque de la température pouvant

faire songer à une hémorrhagie intestinale. De 38°9, elle est tombée à 36°3. Pouls, à 80, sensible, mais pas très résistant. Tension à 13. Les douleurs abdominales ont disparu, et on ne constate rien dans les selles.

Les sueurs continuent avec abondance surtout au réveil.

La quantité urinaire recueillie incomplètement donne 1800 gr. Densité 1009. Urée 19. Traces légères d'albumine. 3 selles en vingt-quatre heures.

Les bains sont supprimés.

22 juin. — La température est remontée à 37°7. Pouls est à 50. La nuit a été bonne et les selles très peu fréquentes.

Urines 1400 gr. Tension 14.

23 juin. — La température supérieure à celle de la veille. Pouls à 96.

Pour la première fois, la constipation apparaît.

Un ou deux furoncles dans l'aisselle.

Urines, quantité 1500. Densité 1003. Urée 18. Traces d'albumine.

25 juin. — État général stationnaire. Température légèrement abaissée, mais le malade a *bien sué*.

26 juin. — Température excellente. Le malade se trouve bien ; la langue est encore saburrale.

3 juillet. — La température, qui depuis plusieurs jours restait au-dessous de la normale, est brusquement remontée à 40°. Avec elle, les vomissements et la diarrhée réapparaissent.

Le malade se plaint d'une céphalée violente. La langue est sèche.

On redonne cinq bains au malade et sulfate de quinine 0,90.

4 juillet. — Chute de la température. Amélioration brusque de l'état du malade.

6 juillet. — La chute de la température continue ; la céphalée diminue. La langue est toujours sale. *Transpiration légère*, pendant cette rechute, moins abondante qu'au cours de la maladie.

10 juillet. — Température 37°. Langue plus humide. Nouvelles taches rosées.

Le séro-diagnostic, fait dans le courant de la maladie, a été nettement positif.

Urines. — Quantité 100 — Densité 1008 — Urée 18 gr. Pas d'albumine.

13 juillet — Le malade va très bien. On commence à l'alimenter. Il sort 10 jours après, complètement guéri.

Observation V

(Salle Combal, n° 15)

D... Prosper, 19 ans, menuisier, entré le 22 février 1899.

A toujours joui d'une excellente santé.

La maladie a débuté, il y a huit jours, par une fatigue générale, avec perte d'appétit ; épistaxis.

La diarrhée dure depuis six jours, le ventre est douloureux. Insomnie, pas de vertiges, pas de bourdonnements d'oreilles. La langue est sèche, rouge à la pointe et tremblotante. Le malade a un faciès congestionné.

A la palpation on trouve un ventre ballonné avec de nombreuses taches rosées et ombrées et du gargouillement dans la fosse iliaque droite. La rate est volumineuse. Du côté de l'appareil respiratoire, on trouve une respiration un peu obscure et quelques piaulements. De la submatité à gauche ; en arrière, à la base droite, de la matité avec quelques petits râles sous-crépitants.

De plus, le malade « sue *abondamment et constamment.* »
Diagnostic. — Dothiénentérie. On donne 5 bains.

24 février. — Température vespérale 40°6, température matinale 39°6. La diarrhée est assez abondante. *Le malade continue à suer.* Le premier bruit du cœur est soufflé. On donne :

    Sulfate de spartéine. . . 0,05 cent.
    Sirop de quinquina . . . 30 gr.
    Julep . . . . 60 gr.

25 février. — Faciès très congestionné. On constate de grands placards rouges sur la poitrine. Les bruits du cœur sont très soufflés. La diarrhée est moindre.

Le séro-diagnostic est nettement positif.

Urines. — Quantité 1500. Densité 1012. Urée 25. Traces légères d'albumine.

27 février. — La congestion de la face persiste ; mais le malade est calme et a bien dormi. Les taches rosées sont innombrables et ont envahi le tronc et les membres.

A l'auscultation pulmonaire quelques râles surtout à gauche. Au cœur, on trouve le premier temps seulement soufflé.

Les urines sont peu abondantes, mais en revanche le *malade a beaucoup sué.*

1er mars. — Beaucoup de mieux dans l'état général du malade, la fièvre baisse.

2 mars. — Les taches persistent toujours en grande quantité. Le patient est affaissé. Le pouls est mou et dicrote. Le souffle du premier temps du cœur existe toujours. Excrétion urinaire 850 et *sueurs abondantes.*

6 mars. — La température est au-dessous de 37°. L'état général est satisfaisant. Pas de nouvelles taches rosées. Urines abondantes : quantité 1600, densité 1012, urée 20

gr., traces légères d'albumine. Pas de diarrhée, une seule selle. Eruption de sudamina sur le thorax.

9 mars. — Etat excellent. Le malade est très éveillé. L'appétit est revenu. Le ventre est souple. Toutes les taches ont disparu.

On donne encore un bain.

12 mars. — Le malade mange.

20 mars. — Il sort guéri.

Observation VI

(Salle Combal, n° 15)

Joseph L..., infirmier, 26 ans, entre le 21 décembre 1898, après deux jours de maladie à la chambre.

Rien dans les antécédents.

La maladie a débuté il y a huit jours par de la fatigue, de l'inappétence, une violente céphalée et de l'insomnie.

Pas d'épistaxis, pas de bourdonnements d'oreilles, pas de vertiges.

Actuellement la tête est fort douloureuse ; la langue est très sale, blanche et saburrale au milieu, rouge sur les bords et à la pointe ; le ventre est ballonné, tendu, douloureux à la pression dans la fosse iliaque droite, avec gargouillement, pas de taches rosées ; on porte le diagnostic probable de dothiénentérie.

22 décembre. — Le malade est très abattu. La céphalée est moins forte. Le séro-diagnostic est négatif. Peau moite. Malgré ce, on maintient le premier diagnostic. Les taches rosées manquent toujours.

Le malade se plaignant de sa constipation on donne :

1 verre d'eau de Sedlitz

La température est à 39° le matin, et 40° le soir. Pouls : 100. 2 bains sont ordonnés.

23 décembre. — La purgation l'a fait aller abondamment. La tête est toujours lourde, et la langue est sale. Le ventre est moins ballonné. Le gargouillement iliaque existe toujours. La rate est douloureuse. Les taches rosées n'apparaissent toujours pas.

A l'auscultation thoracique, on constate une légère matité à la base droite et en arrière. 5 bains.

24 décembre. — La nuit a été mauvaise, le malade a mal dormi. Le gargouillement iliaque est douloureux. Pour la première fois, on trouve une tache rosée sur le sein droit.

La langue reste sale. 3 selles. Le pouls est dicrote, à 81. Le cœur est mou, flasque. L'examen des urines nous donne de légères traces d'albumine, elles sont foncées ; quantité : 1 litre.

25 décembre. — Dort mal, abattement, sueurs, température : 37°7 le matin, et 39° le soir. Pouls : 81.

26 décembre. — Fuliginosités labiales ; céphalée intense. Langue sale. La diarrhée apparaît, 5 à 6 selles. Taches rosées très nettes. Gargouillement. La température baisse, 38°9. Le pouls est à 78.

Le malade *sue abondamment*. 4 bains.

29 décembre. — Séro-diagnostic positif. Réapparition de la constipation ; disparition du gargouillement iliaque. La langue reste sale, avec fuliginosités. Le premier bruit du cœur est un peu soufflé. Du côté du thorax, rien à signaler.

30 décembre. — *Transpiration intense*. Chute de la température, 38°2. Pouls lent. Un peu de diarrhée. Deux ou trois nouvelles taches rosées. Le premier bruit du cœur est un peu sourd.

31 décembre. — Chute graduelle de la température ; nouvelle éruption de taches rosées. Le faciès du malade paraît plus éveillé.

2 janvier. — Un mieux sensible s'est produit. Tous les phénomènes morbides ont diminué d'intensité. Température au-dessous de 37. Pouls à 70. Langue sale. Urines 950 grammes.

3 janvier. — Bonne température, à grandes oscillations. Le malade accuse toujours un mieux sensible. Langue humide.

4 janvier. — Excellente température au-dessous de 37, matin et soir. Langue sale. Pouls à 72. *Les sueurs abondantes* persistent toujours, 1 bain. On commence à l'alimenter légèrement : 1 potage.

5 janvier. — État stationnaire, sauf pourtant l'apparition d'une nouvelle tache rosée.

6 janvier. — Élévation de température, 37°8. Le malade est inquiet ; la langue est plus sale et plus sèche. Il a eu deux selles, mais non diarrhéiques. Les sueurs sont toujours abondantes.

Quantité urinaire : 1200 gr.

7 janvier. — La température s'élève de plus en plus, (38°), avec une légère tendance à la descente dans la matinée.

La langue est moins sèche. Le malade a été purgé dans la matinée avec 30 grammes de sulfate de soude.

Les urines ont augmenté comme quantité : 1800 gr.

9 janvier. — Continuation de l'élévation thermique.

« Le malade a eu une épistaxis ». Insomnie. Réapparition de nouvelles taches rosées.

Deux ou trois selles diarrhéiques. Le ventre est tendu. On constate à nouveau un léger gargouillement dans la fosse iliaque droite.

Quantité des urines diminuée : 700 gr. *Sueurs*.

10 janvier. — Persistance dans l'élévation thermique. Pouls à 100 (tension 12). La diarrhée est toujours très forte. Le ventre tendu et ballonné. Nuits agitées et sans sommeil. 6 bains. On donne la potion ci-dessous :

> Teinture de kola . . 10 gr.
> Extrait de ratanhia . 3 gr.
> Sirop de quinquina . 50 gr.
> Eau de mélisse . . . 60 gr.

11 janvier. — Amélioration de l'état du malade. Diarrhée moindre. La langue est plus humide et moins chargée. Ventre plus souple. Quelques taches rosées assez visibles. La température tend à baisser.

13 janvier. — Légère ascension thermique. Taches rosées abondantes. Langue rôtie, lèvres sèches. Diarrhée.

14 janvier. — Température stationnaire. Nombreuses taches.

Urines hémoglobinuriques.

16 janvier. — Même température. Le malade est très abattu. La langue est plus humide. Diarrhée (7 à 8 selles). Taches de plus en plus nombreuses. Urines en grande quantité : 3 litres.

> Sous-nitrate de bismuth 2 gr.
> Benzo-naphtol . . . . . 1 gr.

en 6 cachets.

17 janvier. — Légère baisse thermique. Le malade a un peu dormi. Nouvelle éruption de taches rosées. Diminution dans la quantité des urines.

19 janvier. — État stationnaire. Langue très humide.

21 janvier. — Température au-dessous de 37°.

On donne :   Teinture de kola .   10 gr.
             Sirop d'écorces . .   60 gr.
             Eau de mélisse . .   60 gr.

25 janvier. — État général bon. Un petit furoncle au pli de l'aine. Langue sale, humide.

Benzo-naphtol, 0,25 pour un cachet numéro 1.

28 janvier. — Le malade va de mieux en mieux et sort dix jours après complètement guéri.

Observation VII

(Salle Combal, n° 19)

Célestin V..., 14 ans, entré le 22 octobre.

A eu, il y a sept ou huit ans, une pneumonie gauche. Est malade depuis cinq jours. A eu de la céphalée, des épistaxis, des vertiges et des vomissements le deuxième jour. N'a eu ni frissons, ni sensation de froid. Le malade dort bien. Le faciès est coloré, pommettes très rouges. La langue est blanche au milieu, rouge à la pointe et sur les bords ; très-sèche. Le ventre est tendu, douloureux dans la fosse iliaque droite. Pas de gargouillement et de diarrhée, 4 ou 5 selles. Le creux épigastrique est très sensible.

Température : 38°2. Le pouls à 92, bien frappé, un peu dicrote. Tension 11.

Du côté du thorax : matité dans le côté gauche. Espace de Traübe fortement diminué. Respiration obscure, pas d'égophonie en avant.

En arrière, matité à la base gauche. Vibrations diminuées à cette même base. Quelques sous-crépitants. Pas d'égophonie, ni de bronchophonie. Les bruits du cœur sont bien frappés.

Diagnostic : dothiénentérie, chez un enfant qui a un peu d'engouement pulmonaire, au cinquième jour ; un verre à bordeaux, eau de Sedlitz. Deux bains dans l'après-midi 37°, à faire refroidir à 25°.

24 octobre. — Élévation thermique : 40°1, 39°4. Pouls à 90. Deux selles pendant la nuit. Langue très sèche. Quelques fuliginosités sur les lèvres. Une ou deux taches suspectes. Le premier bruit du cœur est un peu sourd vers la base. Rien à la poitrine. Continuer par les 5 bains.

25 octobre. — Élévation thermique constante. Langue rôtie. Nombreuses taches rosées. Cyanose de la figure. *Sueurs abondantes*. Le premier bruit du cœur toujours sourd ; pouls 90. Dicrote.

26 octobre. — Température stationnaire. Langue un peu plus humide ; le malade ne va à la selle que par lavement. La nuit a été bonne. Le pouls est dicrote et le ventre toujours tendu. *Sueurs abondantes*. Cinq bains.

27 octobre. — Moins de cyanose, faciès moins abattu.

28 octobre. — Chute légère de la température (38°6). Le malade accuse du mieux dans son état.

29 octobre. — Chute thermique complète. *Sueurs profuses*. Constipation rebelle. Quatre bains et lavement.

31 octobre. — Température au-dessous de 37°. Langue excellente. État général très amélioré.

2 novembre. — Le malade va très bien. Légère alimentation.

3-5 novembre. — Plus de fièvre.

Le malade sort complètement guéri le 12 novembre.

ÉTUDE CLINIQUE ET SYMPTOMATIQUE DE LA MALADIE

Jusqu'à nos jours, toutes les formes sudorales qui nous ont été présentées ont une caractéristique dominante, c'est l'*accès sudoral*.

Que nous nous adressions à la typhoïde sudorale grave de Jaccoud ou à la typhoïde sudorale type de Cousin, les accès sudoraux dominent la scène. Ils ont leurs prodromes spéciaux avec des stades bien marqués et limités dans une telle évolution symptomatique, rappelant d'une façon si intense l'accès intermittent, que l'on ne doit point s'étonner si l'un des maîtres les plus autorisés de la pathologie faillit les ramener à une origine palustre.

Tout dans le début de la maladie rend cette erreur bien excusable. Erreur excusable, en effet, mais faute grave, qui peut entraîner avec elle une thérapeutique diamétralement opposée à celle qu'exigerait l'état morbide du patient.

C'est pourquoi l'on ne saurait trop insister sur la valeur diagnostique qu'acquièrent les phénomènes du début dans des maladies à aspect de prime abord si obscur et si insidieux. C'est en interrogeant minutieusement le malade, sur ses habitudes, sa manière d'être, les contrées qu'il a pu traverser et où il a séjourné, etc., que le médecin pourra voir le but à atteindre et les indications à remplir pour y arriver.

C'est, en particulier, cette forme de typhoïde sudorale bénigne qui l'exposera aux diagnostics erronés (grippe, suette miliaire, etc.), la symptomatologie de cette forme lui permettant de l'identifier avec nombre de processus morbides.

Aussi, croyons-nous de notre devoir de décrire le plus minutieusement possible et d'après les observations que nous avons produites cette forme particulière, qui fait le sujet de cette thèse.

DIAGNOSTIC

Tout comme la typhoïde vulgaire, la fièvre typhoïde sudorale bénigne se divise en trois périodes bien distinctes :

1° Période de début ;
2° Période d'état ;
3° Période de déclin.

1° *Période de début.* — En général, la maladie débute assez brusquement ; le malade se sent tout à coup arrêté au milieu de ses occupations par un malaise, une gêne dans ses fonctions vitales. C'est d'abord, avec ces premiers signes de morbidité, une céphalée violente avec courbature générale. Ces deux derniers symptômes sont toujours constants. Il est bien rare qu'on signale leur absence.

Les nausées et les vomissements, qui, dans des formes plus graves, forment le cortège habituel du processus typhique, sont ordinairement défaut dans le tableau initial de cette forme.

Les phénomènes cérébraux ou méningitiques se réduisent, lorsqu'ils existent, à des manifestations légères, telles que de l'insomnie, des rêvasseries, des bourdonnements d'oreilles et encore, dans la majorité des cas observés, leur existence n'est pas toujours bien démontrée.

Du côté de l'appareil gastro-intestinal, la langue sale, quoique rouge à la pointe et sur les bords, est assez humide ; il est rare de trouver au début une langue rôtie avec fuliginosités. Les phénomènes gastriques, s'ils existent, sont inconscients. En effet, dans les sept observations que nous présentons, nous ne trouvons signalée qu'une seule fois la douleur à l'épigastre. A l'abdomen, le ventre est tendu, ballonné, la douleur dans la fosse iliaque droite ne s'accuse que sous une pression assez forte, et le gargouillement, que l'on n'observe pas toujours dans la typhoïde vulgaire, se montre rarement ici ; c'est, du reste, un des signes sur lequel le médecin doit le moins se baser. Il n'en est pas de plus éphémère. Très marqué certains jours, il est introuvable les jours qui suivent. Sa présence ou son absence ne doivent point entraver la marche du diagnostic. Les taches rosées existent toujours, soit en quantité infime, soit en nappes envahissantes, mais pas au début. Très souvent rares et manquant parfois, à la période même où leur apparition devrait être signalée, elles se montreront toujours dans le cours de la maladie.

Malgré ces variations dans leur arrivée, dans leur retard, dans leur quantité, dans leur étendue et leur envahissement, elles resteront toujours un signe de grande probabilité, sinon de certitude absolue d'infection typhique. Les épistaxis et la diarrhée, qui, dans la typhoïde vulgaire, sont des signes importants pour le diagnostic, manquent souvent dans ce cadre symptomatique du début.

La constipation, au contraire, qui est l'exception dans la forme ci-dessus, serait presque la règle dans la forme que nous décrivons.

Malgré les observations qui paraissent confirmer notre opinion, nous ne la donnerons pas comme absolue.

Du côté de l'appareil urinaire, les urines sont rares et foncées et dans la plupart des cas, on signale de légères traces d'albumine.

A l'appareil respiratoire, les signes sont peu nombreux et peu constants. Quelques râles disséminés, des sibilances, de l'hypostase, de légers phénomènes de bronchite, telle est à peu près toute la glane que l'on peut récolter de cet examen.

Le cœur est généralement bon et les bruits en sont bien claqués. Dans certains cas, cependant, on trouve, au premier temps, un souffle de petite intensité.

L'élévation thermique ne dépasse presque jamais 40°. Ses oscillations varient entre 37° et 40°.

Enfin, pour terminer l'énoncé de cette période de début, les signes objectifs, qui frappent en première vue, sont :

a) Un abattement général ;

b) Une « sueur abondante, constante et non par accès » seulement, sueur généralisée à toute la surface cutanée et persistante malgré la balnéation.

2° *Période d'état.* — La période d'état, qui commence vers le dixième jour, se caractérise par des phénomènes peu différents de ceux du début, avec cette restriction pourtant, que leur intensité varie suivant la diminution ou l'exacerbation de certains symptômes. C'est ainsi que l'on voit survenir des élévations et des chutes thermiques, des poussées brusques de taches rosées ou des disparitions subites. Le signe qui persiste sans discontinuité est la sueur.

La constipation est quelquefois sujette à de légères variations.

Dans cette période, le niveau thermique reste stationnaire, et les quelques troubles, s'il y en a du côté de l'appareil respiratoire, s'atténuent de sensible façon.

3° *Période de déclin.* — Après cette période d'état (période hebdomadaire), dans laquelle tous les symptômes semblent osciller vers une exacerbation ou une rémission, survient la troisième période ou période de déclin, dans laquelle la maladie prend une allure de plus en plus satisfaisante.

La chute thermique, le dépouillement de la langue, l'absence de douleur et le gargouillement, la disparition des taches rosées, l'aspect animé du faciès du malade, tout indique une marche vers la guérison.

En résumé, quels que soient le degré et la durée de l'hyperthermie, on n'observe d'habitude, ni stupeur, ni délire, ni somnolence, ni vertiges, en un mot pas de symptômes cérébraux très marqués.

La constipation est presque la règle, le météorisme et le gargouillement de la fosse iliaque font quelquefois défaut.

La langue reste, en général, humide et sale, rouge à la pointe et sur les bords.

Pas de troubles circulatoires, grâce à l'intégrité presque complète du myocarde.

Du côté de l'appareil broncho-pulmonaire, quelques symptômes. Les sudamina ne sont pas constants.

Les taches rosées se montrent toujours, mais leur absence complète serait une exception. Elles se montrent à la période voulue ou tardivement, et quelquefois l'éruption peut avoir une telle intensité qu'elle peut recouvrir tout le corps.

Les hémorragies intestinales n'existent pas.

On ne trouve que de légères traces d'albumine dans les urines.

Cette forme de typhoïde bénigne sudorale, quoique ayant bien des caractères de la typhoïde sudorale type, se différencie de cette dernière, en ceci : que l'accès sudoral est absolument inconnu dans la première. Quant aux autres symptômes, soit cérébraux, soit gastro-intestinaux, soit thoraciques, soit vésicaux, on peut dire qu'ils sont presque absolument les mêmes.

L'élévation thermique seule du fait de l'accès lui-même change un peu l'évolution morbide, mais malgré ce, l'absence de stupeur, de délire, de somnolence et de vertiges, la constipation, l'absence de météorisme et de gargouillement, l'aspect humide de la langue, le défaut de symptômes gastro-intestinaux, de légères traces d'albuminurie, marquent un degré de parenté très étroit entre la sudorale de Cousin et la sudorale bénigne. Cette identité de symptômes n'existe pas moins dans la durée moyenne de la maladie (3 à 5 septénaires).

Si l'on voulait fixer le caractère distinctif de cette fièvre, on pourrait dire que c'est la *sueur*. Irrégularité dans l'invasion, dans l'évolution, dans la durée ; succession de phénomènes morbides sans caractères particuliers dans la forme ou l'intensité, prédominance constante du processus fébrile sur tous les autres symptômes, tantôt avec une allure toujours constante, tantôt avec une plus grande irrégularité, tels sont les signes dominants.

Les altérations profondes du sang, les perturbations graves du système nerveux, les hypostases, le décubitus, avec ses conséquences, ont toujours manqué même dans les cas où la durée a été prolongée.

Parmi les principaux diagnostics erronés que les débuts de cette forme typhique peuvent faire porter, la grippe est la première entité morbide qu'on puisse confondre. En effet, dans l'observation III que nous relatons, nous voyons énoncé un diagnostic de grippe, malgré les sueurs du début ; nous savons, du reste, que l'on trouve des épidémies de grippe caractérisées par des sueurs (Londres 1782, affection sudorale).

De plus, on avait constaté dans ce cas tous les symptômes

de début de grippe : frisson ; malaise général, inappétence, lassitude, etc.

L'embarras gastrique, au début, offre aussi les mêmes phénomènes.

La malaria, la rougeole avec son coryza, et la scarlatine avec son angine présentent moins de causes d'erreur, leurs éruptions rubéolique ou scarlatiniforme rectifiant immédiatement le diagnostic.

Le typhus exanthématique, la suette miliaire, la granulie avec ses localisations pulmonaires, apparaissent avec des symptômes tellement caractéristiques que le diagnostic restera rarement hésitant.

En somme, c'est surtout au début de la maladie que se dressent les difficultés diagnostiques.

Enfin, le séro-diagnostic apportera dans l'esprit du clinicien la preuve matérielle et sûre de l'affection dont il avait diagnostiqué les symptômes.

Une séro-réaction négative, au début de la maladie, ne devra pas suffire à écarter le diagnostic de dothiénentérie ; la persistance et l'aggravation des symptômes cliniques engageront le médecin à faire un nouvel examen, qui pourra être positif.

PRONOSTIC

Dans le cours de la description de la typhoïde sudorale, nous avons indiqué, au chapitre diagnostic, le peu de crainte qu'inspiraient les symptômes initiaux ; et, si dans certains cas, l'aspect ou l'état du malade durant la période d'état étaient un peu moins rassurants, la terminaison par guérison n'en serait pas moins la règle.

Nos observations, du reste, nous autorisent à être confiants dans la bénignité de cette maladie.

Sur 7 cas que nous avons observés, jamais de symptômes alarmants, les rechutes sont rares et bénignes, jamais de décès. La température est presque toujours au-dessous de 40°. En somme, on se trouve en présence d'une typhoïde légère qui apporte, pour le diagnostic différentiel d'avec la typhoïde vulgaire : 1° la *sueur* et 2° la *constipation* : sueur, qui, selon nous, est un signe favorable, et *constipation* qu'il est toujours facile de combattre, fût-elle opiniâtre.

Il nous paraît fastidieux de revenir sur la bénignité des symptômes que nous avons déjà si longuement décrits. Les faits et les observations cliniques, qui ne manqueront pas de se présenter, apporteront, nous en sommes persuadés une confirmation plus nette de ce que nous avançons.

TRAITEMENT

Le traitement de la typhoïde bénigne sudorale sera le même que celui de la typhoïde vulgaire. Il sera surtout hygiénique. Il sera nécessaire de changer le linge du malade très souvent, non seulement à cause des odeurs fortement désagréables qui s'en dégagent, mais encore à cause de l'irritation cutanée produite par la sueur. Le lait sera prescrit en abondance. Le vin de quinquina, les potions alcooliques, les toniques cardiaques, le cas échéant, sont indiqués pour soutenir les forces du malade.

Quelques lavements suffiront d'ordinaire pour lutter contre la constipation.

En cas d'échec, on donnera un léger purgatif.

Enfin, contre l'élévation thermique, la balnéation tiède suffira ; les symptômes cérébraux, en effet, n'existant pas, il est inutile de refroidir le malade par des bains à température basse. La quantité de bains variera suivant l'intensité morbide.

Ce sont les bains tièdes, progressivement refroidis, auxquels nous donnerons la préférence. Il serait imprudent, en effet, de plonger dans de l'eau froide un malade en pleine transpiration.

Le traitement quinique ne sera ordonné que comme pierre de touche, apportant au diagnostic une nouvelle preuve de l'infection typhique.

PATHOGÉNIE DES SUEURS.

Pour que la sueur se produise, aussi bien chez l'homme que chez les animaux, il faut que certaines influences excito-sudorales interviennent, soit dans des conditions physiologiques, soit dans des conditions pathologiques. La sueur est une sécrétion qui, en raison de son importance, de la facilité de son étude et de son caractère essentiellement objectif, a, de tout temps attiré l'attention soit des physiologistes, soit des pathologistes.

Non seulement, en effet, elle joue, à l'état de santé, un rôle important pour le maintien de l'équilibre des différentes fonctions, mais celui qu'elle joue comme cause de maladie et comme symptôme morbide peut être plus important encore.

A l'état de maladie, aussi bien du reste qu'à l'état de santé, la transpiration joue un double rôle, celui de réfrigérant et celui de dépurateur. En raison même de cette fonction dépurative, on conçoit que la composition de la sueur dans les maladies doit être très variable et très intéressante à connaître, et cependant, la difficulté de ces recherches fait qu'elles n'ont jamais donné de résultats bien satisfaisants.

Depuis fort longtemps, on a toujours regardé les sueurs (en en exceptant toutefois les sueurs agoniques), comme un signe de la bénignité de la maladie.

D'après Hippocrate (*Aph.* sect. IV, 42), des sueurs chaudes et continuelles dénotent une maladie de gravité moindre. Les sueurs qui se montrent à la fin d'un certain nombre de maladies aiguës constituent un phénomène absolument solennel et sont regardées comme phénomènes critiques qui apparaissent en même temps que l'amélioration. Aussi, dans la forme typhoïde sudorale bénigne qui nous occupe, ne devons-nous pas confondre les sueurs constantes avec la crise sudorale finale. Les anciens avaient merveilleusement décrit ces sueurs, et avaient retiré de leurs observations des déductions pratiques du plus haut intérêt. Au moment favorable, disaient-ils, les fonctions cutanées se modifient brusquement ; la peau, qui pendant l'évolution fébrile, était restée sèche et brûlante, devient fraîche et souple, moite, puis baignée de sueurs.

Ces sueurs critiques avaient été bien distinguées par nos pères des sueurs froides et visqueuses, toujours de mauvais augure et qui préludent souvent au collapsus et à l'agonie (Baradat de Lacaze). Or, ils avaient remarqué que ces sueurs agoniques ne pouvaient jamais s'accompagner de miliaire ni de sudamina, tandis que les éruptions étaient fréquemment liées aux sueurs critiques et autres.

Les anciens en avaient conclu que les éruptions sudorales étaient l'indice d'une crise imminente et favorable. Mais cette notion eut le sort de presque toute la doctrine hippocratique ; tantôt elle est prônée à l'excès, tantôt elle est attaquée avec violence ; néanmoins, à presque toutes les époques de l'histoire, certains médecins la défendirent.

Quelle est la pathogénie de la sueur ? Malgré les divergences d'opinion, tous les auteurs la ramènent à l'état nerveux.

Donders, en 1859, a développé les conséquences phy-

siologiques de faits déjà connus, dans les termes suivants :
« En général, la sécrétion de la sueur s'exagère sous l'influence d'une température élevée par les efforts et les mouvements rapides ; néanmoins, elle n'est pas en rapport constant avec la température du corps et l'afflux sanguin cutané. »

Mathias Duval et Küss avaient prévu la dissociation du système nerveux sur la circulation cutanée et sur les glandes sudoripares. « Sans doute, disent-ils, l'hyperémie de la peau (comme la produit une forte chaleur), la grande tension du sang (comme celle qui résulte d'une grande quantité d'eau), peuvent exagérer la production de la sueur ; mais le système nerveux peut amener des sécrétions réflexes tout aussi énergiques et nullement en rapport avec l'injection sanguine de la peau. C'est surtout l'état nerveux qui influe sur la sudation. On ne connaît pas bien les voies nerveuses de ce réflexe, la moelle épinière paraît en être le centre.

D'autre part, nous trouvons dans Vulpian : « Dans la plupart des cas d'augmentation de la sécrétion sudorale, que cette augmentation ait lieu dans des conditions physiologiques ou qu'elle se montre sous l'influence de troubles morbides, il est très vraisemblable que cette modification fonctionnelle des glandes sudoripares reconnaît pour cause principale une excitation des nerfs sécréteurs destinés à la peau. On peut opposer à l'opinion qui attribue la production des hyperhydroses à un afflux exagéré du sang dans la peau l'observation de ce qui a lieu dans la typhoïde et les pyrexies exanthématiques, où l'on voit la sueur faire défaut, en tant que phénomène reconnaissable dans la période de congestion de la peau. N'est-ce pas aussi ce que l'on constate dans les accès de fièvre intermittente, où la peau est certainement plus congestionnée dans le stade de chaleur que dans celui de sueur » ? Lüksinger prétend que la sudation provoquée par l'élévation de la température et la vénosité du sang dépend d'une excitation directe des centres sudoraux de la moelle épinière.

Quoi qu'il en soit de l'opinion de ces auteurs sur la physiologie des sueurs on peut dire qu'elles caractérisent cette forme sudorale et font partie intégrante de la maladie et ne doivent jamais être considérées comme phénomène critique. En cela, nous partageons pleinement l'opinion de M. Decourteix, qui dit : « Ces sueurs sont peut-être un moyen de réaction de l'organisme contre l'empoisonnement bactérien. Dans cette forme, en effet, le malade n'a pas de diarrhée, il est plutôt sujet à la constipation ».

Cette dernière observation se rapproche absolument de l'opinion émise par M. Patissier : « La suppression de la sueur amènerait entre autres maladies, la diarrhée ».

Les observations que nous rapportons dans le courant de ce travail sont une nouvelle preuve apportée aux hypothèses de ces auteurs et nous croyons que la glande sudoripare, comme le rein, est un émonctoire dépurateur et cela aussi bien à l'état normal qu'à l'état pathologique.

Nous n'avons qu'un regret, bien légitime, hélas ! puisqu'il aurait pu changer nos doutes en certitude, c'est de n'avoir pu analyser le liquide des sudamina, car nous sommes persuadé qu'examinés à la lueur des découvertes microbiennes, les résultats prouveraient abondamment l'importance du processus éliminateur dû aux sueurs constantes de cette forme de typhoïde bénigne. Nous sommes persuadés que les sueurs sont un débouché naturel des toxines de l'organisme.

CONCLUSIONS

1° Il existe une forme de fièvre typhoïde sudorale bénigne, peu connue encore.

2° Cette typhoïde sudorale bénigne se distingue de la forme sudorale déjà décrite en ce que : a) ce n'est pas seulement par accès que la sueur se montre ; b) les sueurs apparaissent dès le début et persistent pendant toute la maladie ; c) les troubles nerveux, gastro-intestinaux, broncho-pulmonaires, se rapprochent de ceux observés dans les typhoïdes légères.

3° Les rechutes sont rares et légères.

4° Le pronostic est essentiellement favorable et la durée est en général de 3 à 5 septénaires.

5° Le diagnostic peut être d'une grande difficulté au début et la maladie peut être confondue avec un certain nombre d'affections. Le diagnostic ne sera plus hésitant si le séro-diagnostic est positif.

6° Le pourquoi des sueurs et de cette manifestation morbide chez certains individus nous échappe. Nous pensons nous trouver en présence d'un processus d'élimination de toxines par cette voie suivant le terrain, le milieu et les épidémies.

7° Le traitement s'identifie avec celui de la typhoïde vulgaire. Une bonne hygiène appropriée s'impose.

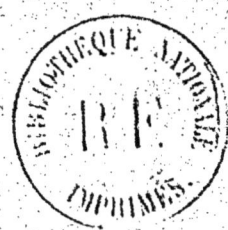

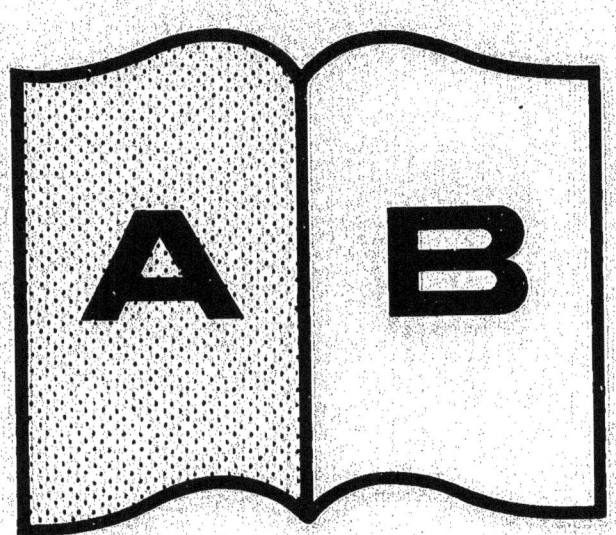

Contraste insuffisant
NF Z 43-120-14

www.ingramcontent.com/pod-product-compliance
Lightning Source LLC
Chambersburg PA
CBHW071752200326
41520CB00013BA/3216